AF305577

# ÉTIOLOGIE

# DU CHARBON

**PAR M. ABADIE,**

vétérinaire du département de la Loire-Inférieure.

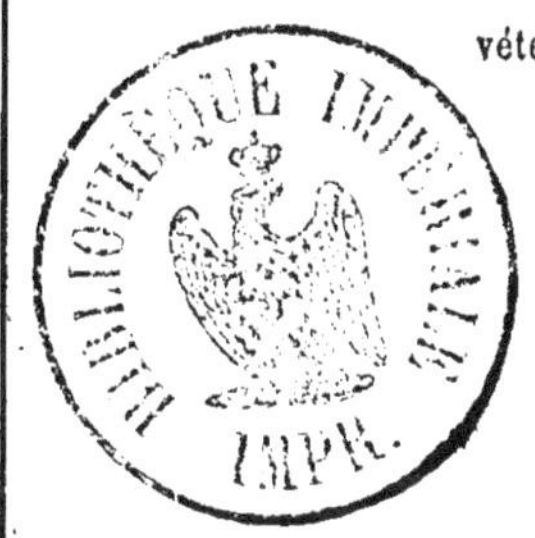

## I.

L'étude de la médecine comparée, trop négligée pendant de longues années, attire l'attention des médecins ; elle semble devoir promettre un aide efficace à l'élucidation de questions toujours fort obscures.

Parmi les plus importantes, se place le *charbon,* affection souvent meurtrière, qui intéresse aussi l'hygiène publique, puisqu'elle fait courir à l'homme un danger réel, par ses propriétés contagieuses indiscutables.

Les maladies charbonneuses étaient connues dès la plus haute antiquité ; mais elles ont été souvent confondues avec des affections que, de nos jours, nous considérons comme différentes. Depuis une vingtaine d'années, elles ont été bien étudiées. Dans ces derniers temps, surtout, les recherches

1867

microscopiques, dont elles ont été l'objet, ont conduit les observateurs à des résultats fort importants.

Cependant les causes qui les engendrent et les moyens de contagion qui les propagent, sont encore enveloppés de points fort obscurs ; c'est surtout ce qu'il importerait de pouvoir éclaircir. Depuis longtemps, l'enquête est ouverte à ce sujet : par le peu de chemin qu'elle a fait, on peut juger, hélas ! qu'elle est encore bien loin du but poursuivi.

C'est pour cela que les praticiens ne doivent pas négliger de faire connaître les conditions au milieu desquelles naissent et se propagent les maladies charbonneuses. Des hommes compétents pourront ensuite déduire des faits les conséquences qui en découleront.

Dans le but de concourir à cette œuvre, je livre à la publicité quelques faits de fièvre charbonneuse, la forme la plus redoutable du *charbon,* puisque, dans les espèces domestiques, elle est fatalement mortelle. Je les dégagerai des détails symptomatologiques autres que ceux qui sont nécessaires pour affirmer le diagnostic, le but que je me propose se bornant à l'énumération des conditions au milieu desquelles le mal s'est déclaré.

## II.

Au mois de juin 1858, éclata, sur un troupeau de bœufs, en pacage au Frény, à Montoir, une maladie qui, en quelques jours, occasionna la mort de quatre animaux. Le gardien rapporta que les sujets, pris d'abord de tremblements, avaient bientôt de la peine à respirer, à se mouvoir ; qu'ils tombaient sur le sol, les yeux rouges, laissant écouler de grosses gouttes de larmes, la langue pendante hors de la bouche. Les malades succombaient, au plus tard, deux heures après l'apparition des premiers symptômes. Déjà, l'année précédente, dix-sept animaux étaient morts de la même manière sur cette tenue. Des troupeaux, en pacage dans le voisinage, avaient aussi éprouvé des pertes. Après la mort des quatre victimes ci-dessus signalées, l'émigration immédiate dans une île de la Loire arrêta le fléau : pas un cas ne se déclara depuis sur les quarante bœufs enlevés du Frény. Cette fois je ne pus affirmer par l'autopsie que le mal régnant était, comme je le pressentais, la fièvre charbonneuse : je dus me borner à l'examen des lieux, afin d'y rechercher la cause de l'enzootie. Mais en juin 1860, l'herbager ayant essayé de remettre quelques bœufs en pacage sur ces prairies, le mal ne tarda pas à reparaître : cette fois, il me fut possible de faire une autopsie, qui eut lieu en présence de M. Sarzeau, de Pontchâteau.

Sous la peau se remarquaient de véritables ecchymoses, entourées d'infiltration de sérosité jaunâtre dans le tissu cellulaire ; la surface des intestins était parsemée de taches noires circonscrites ; les feuillets du mésentère étaient le siége d'épanchement de sang ; la rate était plus que triplée de volume : elle se réduisait en bouillie par la moindre pression. Le sang, examiné soit dans les épanchements, soit dans la rate ou les gros vaisseaux artériels et veineux, était noir, poisseux, incoagulé : il colorait en brun les corps qu'il touchait ; le lavage du cœur et la section de ses parois permettaient de constater que son tissu était imprégné de cette matière colorante jusqu'à une certaine profondeur.

Ces lésions sont caractéristiques du *charbon ;* il n'y avait pas de doute possible, c'est à la fièvre charbonneuse qu'elles devaient être rapportées.

Quelles causes avaient déterminé la maladie ?

Les prairies de Montoir constituent une grande plaine bordant la Loire, à quelques kilomètres des bords de la mer. Elles sont traversées, en sens différent, par le canal du *Bas-Brivet* et celui de *Préaury,* qui charrient de l'eau potable.

Chaque tenue est séparée des voisines par des *douves,* larges fossés, que j'examinerai tout-à-l'heure. Il n'y existe pas d'habitation, pas même sous la forme de la cabane d'un gardien : aussi les animaux y sont abandonnés nuit et jour, livrés à eux-mêmes ; ils reçoivent de temps en temps la visite d'un garde demeurant dans le voisinage.

Le sol et le sous-sol sont tourbeux ; les plantes qui croissent sur ces surfaces sont des graminées mêlées à une forte proportion de joncs. En été, ces prairies sont sèches et ne conservent aucune flaque d'eau. Pas le moindre point sans une végétation très active.

Les fossés sont bordés de talus de chaque côté; ils sont profonds et leurs bords en pente sont recouverts d'une boue noire, composée de tourbe mêlée de débris de plantes, d'insectes et de poissons et d'une forte proportion de matière saline. Le fond du fossé contient de cette même boue, qui y atteint l'épaisseur de plus de 1 mètre, laquelle en 1858, n'était recouverte que par $0^m,10$ à $0^m,15$ d'eau; en quelques endroits la surface de cette boue était à sec ; la nappe d'eau était ainsi interrompue sur d'assez grandes distances.

Un litre de cette eau a fourni un peu plus de 9 grammes de résidu, composé de matières animales dégageant de l'ammoniaque et de différents sels.

Ordinairement les marées renouvellent l'eau de temps en temps dans ces fossés ; mais avant l'explosion de la maladie, le syndicat avait dû faire fermer les écluses pour l'exécution de certains travaux; aussi l'eau y était devenue tout-à-fait stagnante.

Il est aisé de comprendre que les matières salines qu'elle tient en dissolution, à l'état normal, ne s'évaporant pas comme elle-même, il arrive un instant où leur proportion est considérablement augmentée. Cette eau était cependant la seule que les animaux pouvaient se procurer comme boisson. Mais pour atteindre à sa surface, ils devaient piétiner la boue recouvrant les bords des douves et agiter celle qui croupissait à leur fond, ce qui faisait que l'eau en était fortement troublée : c'est en cet état qu'elle pénétrait dans les voies digestives.

L'un des côtés de la tenue est borné par le canal de Préaury, qui charrie de l'eau courante très potable. Mais au moment du règne de l'enzootie, il était à sec, par suite des travaux exécutés par le syndicat. De plus, le propriétaire avait fait établir, sur un point de la prairie, une pièce d'eau, pour servir d'abreuvoir ; mais malgré ces facilités, le garde m'assura que les bœufs se désaltéraient toujours dans l'eau corrompue des fossés boueux ; jamais il ne les avait vus se diriger vers l'abreuvoir ou le canal.

Il est une circonstance qu'il est très important de consigner ici : les dix-sept bœufs morts en 1857 avaient tous été enfouis à l'une des extrémités de la tenue, sans doute à une profondeur qui ne devait pas être suffisante pour empêcher toute émanation. Il paraît que l'herbager aurait dû recourir à ce moyen pour se soustraire à l'opposition violente qu'il aurait rencontrée dans les villages que les cadavres auraient dû traverser pour être dirigés vers l'équarrissage. En 1858, mon intervention fit lever cet obstacle ; cette fâcheuse pratique put être abandonnée.

A la suite de ces pertes, l'herbager réserva cette tenue exclusivement à l'espèce chevaline : l'expérience a donné raison à son entreprise ; toutefois, un cheval m'appartenant, qui y avait été mis en 1858, y succomba : je ne saurais dire si c'est à la fièvre charbonneuse, puisque je ne pus ouvrir le cadavre ; mais c'est probable.

### III.

En 1862, vers le milieu de décembre, sur l'île Balinguié,
★

située entre deux bras de Loire, dans la traverse de Nantes, en aval du pont des Récollets, un cheval fut atteint, à la gorge, d'une tumeur, qui prit, en quelques heures, des proportions considérables. La respiration était devenue extrêmement difficile; l'animal ne tarda pas à étouffer, et l'autopsie confirma le diagnostic, que le mal était de nature charbonneuse. En effet, à la suffusion sanguine, qui enveloppait la gorge, s'ajoutaient les altérations du sang, constatées à la première autopsie; le gonflement de la rate; de nombreuses ecchymoses éparses sur divers points du corps, surtout là où le tissu cellulaire est lâche et abondant.

En 1863, vers le mois de septembre, deux vaches reconnues malades, dans la matinée, à quelques jours d'intervalle, succombaient dans l'après-midi, à la fièvre charbonneuse, confirmée par l'autopsie.

Enfin, en 1866, en octobre, un peu avant et pendant la grande inondation, à quinze jours d'intervalle, deux chevaux mouraient en quelques heures, de la même affection. Le dernier, introduit dans l'île, depuis quinze jours seulement, n'avait pu sortir que pendant la première huitaine; l'inondation, qui durait depuis une semaine quand il périt, avait forcé son séjour dans une sorte de chambre mal aérée, et dont la plus grande étendue était occupée par des fagots de branches de frêne, mal desséchées, mais qui cependant n'avaient pas mouillé depuis la récolte. Les secours, appelés dès l'apparition des premiers symptômes, n'avaient pu arriver à temps; il est certain, du reste, qu'ils auraient été inutiles, car la gravité des lésions constatée à l'autopsie, ne permet aucun doute à cet égard. Dans la dernière jument surtout, la rate présentait, à sa surface, des bosselures remarquables et un volume extraordinaire; sous les feuillets du péricarde existait un large épanchement enveloppant le cœur et s'étendant du côté de l'encolure et du diaphragme, en suivant le trajet des gros troncs vasculaires.

Un fait digne de remarque et très important à noter, c'est que des moutons, en grand nombre, séjournent depuis longtemps sur cette île, sans que jamais le charbon ou toute autre maladie aient attaqué un seul sujet.

Depuis deux ans, aucune bête bovine n'y est entrée : le propriétaire a dû par prudence s'arrêter à cette détermination.

L'île Balinguié est entourée par deux bras morts de la Loire, dans lesquels il n'existe de courant qu'en hiver. Sur les bords de ces cours d'eau, se remarque une forte couche de vase boueuse, que la marée basse découvre chaque jour , sur d'assez grandes surfaces. En 1862, il existait dans les parties basses une oseraie, que recouvrait chaque marée : en se retirant, celle-ci déposait un limon boueux ; les branches des osiers en restaient recouvertes aussi, et de plus elles retenaient des débris d'herbe, de paille, de chiffons, en suspension dans le liquide. Mais depuis deux ans, les osiers ont été arrachés ; le sol a été exaucé de plus de $0^m,50$, pour le mettre à l'abri des marées et le transformer en prairie.

La surface de l'île est très accidentée : il y existe des monticules et des excavations très multipliés. Sur quelques points les grandes marées de quinzaine, franchissant les premiers, abandonnent dans les bas-fonds, formant cuvette, l'eau qui y avait été déversée. Mais en raison de la perméabilité du sol et du sous-sol très sablonneux, celle-ci disparaît entièrement par infiltration en six ou huit heures.

Pendant la belle saison, les animaux restaient dehors nuit et jour. En hiver et en cas d'inondation, les moutons sont placés dans une bergerie spacieuse et bien aérée ; les vaches dans une étable assez mal disposée, comme écoulement du purin ;

et les chevaux dans une écurie laissant surtout à désirer, au point de vue de l'aération.

IV.

En 1864, en avril, dans la ferme du Périer, à Sainte-Luce, éclatait une maladie charbonneuse, qui fit périr une génisse de trois mois ; au mois de juin suivant, une génisse de trois mois et demi avait le même sort ; et en septembre une vache de sept ans succombait également.

En avril 1865, le fléau renouvelait son apparition et moissonnait, à quelques jours d'intervalle, trois génisses de treize, de neuf et de douze mois. Du 15 mai au 25 juin, quatre vaches périssaient, et en septembre, une génisse de quatre mois et demi clôturait la série , trop nombreuse pour le fermier, des victimes de l'année.

En avril 1866, la maladie éclate encore plus maligne que jamais, et s'attaque à une belle génisse de trois ans ; en juillet, c'est le tour d'une jument de quatre ans ; en septembre, quatre vaches et encore trois chevaux, emportés dans un intervalle de vingt jours, mettent le comble au désespoir du malheureux fermier. Il se décide à vendre quatre vaches, des six qui lui restaient. Ces bêtes n'ont pas été malades chez leurs nouveaux maîtres ; les deux conservées elles-mêmes ont été préservées jusqu'à ce jour. Mais le fermier a remplacé les bêtes mortes ou vendues, par un troupeau de moutons d'environ quarante têtes. En novembre, trois animaux ont succombé ; en décembre , un ; et depuis le 1er janvier une cinquième victime a continué la série des pertes, qui constituent un désastre aussi menaçant qu'irréparable pour le propriétaire.

Ce n'est qu'au mois de septembre dernier, que j'ai eu connaissance de cette enzootie, limitée à la ferme du Périer. Un de mes confrères avait suivi sa marche : soit par les symptômes qu'il avait observés, soit par les renseignements à lui fournis, soit enfin par les autopsies de quelques victimes, il avait pu avec raison affirmer la nature charbonneuse de la maladie. J'ai vu moi-même l'autopsie d'une vache et celle d'une jument : les lésions constatées, en tout identiques à celles déjà relatées, sauf le lieu d'élection des diverses suffusions sanguines, ne permettent aucun doute sur la nature de l'affection, qui a toujours été meurtrière, puisqu'aucun sujet n'a pu, non-seulement être guéri, mais même soulagé, pour quelques instants.

Le Périer est une ferme bâtie sur le plateau, qui s'étend au-delà de la zone des prairies qui bordent la Loire ; elle est attenante à la maison d'habitation du propriétaire, dont le bétail, fort peu nombreux du reste, n'a eu nullement à souffrir d'un voisinage aussi suspect, pas plus que celui des autres habitations, qui entourent ce lieu d'infection, et qui n'en sont séparées que par de faibles distances.

La ferme placée dans un bas-fond constitue une cuvette, dans laquelle se réunissent les eaux du voisinage. Bornée à l'Est par un chemin creux, boueux, une véritable fondrière ; au Nord, par un pâtis en contre-haut ; à l'Ouest, par le jardin, dont le niveau est au-dessus du sol de l'habitation ; et au Sud, par la maison de maître ; elle se compose de l'habitation du fermier, à l'Ouest de la cour ; de deux étables contiguës entre elles et la maison principale, et d'un magasin au Nord ; d'une autre étable, d'une mauvaise porcherie et d'une écurie détestable, à l'Est ; ces trois derniers locaux séparent la cour du chemin creux. La cour était elle-même en contre-bas du chemin ; malgré son peu d'étendue, elle contenait cinq à six tas de fumier complètement lessivés. Entre ceux-ci, des flaques d'eau purinée, la transformaient en un cloaque complètement impraticable.

Dans les deux étables surmontées de greniers, les planchers étaient à peine à une élévation de $2^m,30$; mais le sol de l'une d'elles était encore en contre-bas du niveau de la cour. Aussi le purin y séjournait-il sous le fumier des six à huit vaches qui y étaient logées : malheur à qui posait le pied ailleurs que là où il y avait une bonne couche de paille fraîche; car c'était un pédiluve fort désagréable qui l'attendait. Cette étable ouvrait seulement sur la cour par une seule porte. De plus une petite croisée ouverte du même côté, et une autre donnant sur le pâtis, étaient préposées à la ventilation. Quant à l'autre étable, dont le cube d'air et les moyens de ventilation n'étaient pas dans des conditions meilleures , son sol au moins n'était pas en contre-bas; et si le purin n'y avait pas un écoulement facile, l'humidité du dehors ne pouvait pas en augmenter la masse.

L'étable de l'Est, contenant trois vaches, n'avait pas tout-à-fait 3 mètres de large ; son plancher, son toit en appentis, facilitait le renouvellement de l'air à l'aide des fissures laissées par les tuiles entre elles. C'était heureux, car les murailles ne présentaient qu'une seule ouverture de $0^m,10$ carrés. Le sol, ici encore, était en contre-bas de la cour; mais en pente du côté de cette dernière, il rejetait le purin contre la base du mur, sur le derrière des animaux, où il formait un ruisseau croupissant.

La porcherie, de même dimension que l'étable et dont le sol aussi était en contre-bas, offrait un aspect repoussant.

L'écurie placée à l'autre angle de la cour, au-delà de l'entrée charretière, n'était qu'un hangar fermé du côté de la cour par des planches, laissant entre elles, chacune un vide de $0^m,02$ à $0^m,03$. Le sol était relativement moins en contre-bas.

Le bétail de la ferme recevait au printemps, en outre de ce qu'il recueillait dans les pâtures, ne présentant rien de particulier au point de vue de l'hygiène, de bonnes rations de fourrages verts : trèfle incarnat, jarosse, seigle, avoine, trèfle, etc. ; en hiver, de l'excellent foin, récolté sur les bords de la Loire, et d'abondantes rations de racines : rutabagas, betteraves, etc., des choux.

Une pièce d'eau très vaste, située sur le pâtis, fournissait une boisson, sinon excellente, du moins égale et même supérieure à celle qui est généralement à la portée du bétail dans la campagne.

Vers les derniers mois de l'année, des améliorations importantes ont été réalisées. La cour a été élevée de $0^m,50$ à l'aide de terre et de pierrailles ; des dalles ont été placées sur les bords des toits, de manière à écouler les eaux de pluie par un touc souterrain, qui s'étend au-delà du chemin creux, jusqu'au point où le niveau a permis de s'en débarrasser.

Plus de fumier dans cette dernière. Un parc a été établi, avec assez de soin, au milieu du pâtis, à une distance convenable de la pièce d'eau.

Une fosse à purin a été pratiquée de manière à recevoir l'égoût de l'étable de trois vaches et celui de la porcherie, dont le sol a aussi été exaucé au-dessus de celui de la cour.

Comme dans les autres étables, les planchers étaient un obstacle à l'exhaussement du sol ; on s'est décidé à sacrifier les greniers, ce qui a permis d'enlever les planches pour augmenter dans une proportion considérable le cube de l'air respirable. Les poutres et les solives seules sont restées en place. Le sol a été creusé de $0^m,20$ ; (ce produit a été jeté dans le tas des terreaux.) Puis avec de la terre glaise, il a été exhaussé au-dessus du niveau du pâtis vers lequel la pente, assez forte, a été dirigée. Par des rigoles convenablement ménagées, le purin peut ainsi être aisément amené dans le parc à fumier.

Dans l'étable principale, a été établie, du côté du pâtis, une porte, en face de celle qui ouvre sur la cour.

Les murs ont été partout grattés, crépis et blanchis à la chaux.

Cependant, depuis ces importantes améliorations, le mal continue à sévir sur les moutons, lesquels sont partagés en deux lots, dont l'un est placé dans l'étable principale; l'autre, dans celle des trois vaches, située à côté de la porcherie.

Je termine ici l'enregistrement déjà si long des faits qui précèdent, par celui du suivant, qui, peut-être, a une grande importance. Hormis les chevaux, toutes les victimes, vaches ou moutons, ont occupé la grande étable dont le sol était le plus en contre-bas, celle-là même dans laquelle a été pratiquée l'ouverture nouvelle du côté du pâtis. Ces victimes n'avaient jamais pénétré dans l'une des deux autres étables.

Aucun des animaux logés dans ces deux dernières n'a été atteint, ni même incommodé.

Vers le mois de septembre dernier, le fermier avait recueilli toutes ses vaches sous le hangar qui sert d'abri aux charrettes et qui est placé en dehors du périmètre de la cour et des bâtiments. Deux vaches sont mortes depuis ce changement; ces deux bêtes étaient auparavant logées dans l'étable mentionnée.

Celle-ci a été évacuée par les moutons vers le milieu de janvier : depuis, trois animaux sont morts dans leur nouvel abri, mais bien que dans la journée, les habitants du lieu infecté fussent mêlés au pacage avec un autre troupeau, aucun des animaux de ce dernier n'a été incommodé.

## V.

J'ai cherché à tracer, avec la plus grande exactitude, l'exposé des faits qui précède. Mais comme l'étiologie du charbon est loin de réunir les observateurs dans une même opinion, il est aisé de pressentir que ces faits suggéreront à chaque méditateur des commentaires en rapport logique avec la théorie qu'il préfère ou qu'il adopte. Qui oserait se défendre d'un tel entraînement ?

En effet, il est peu de conditions contraires aux principes de l'hygiène qui n'aient été accusées de contribuer pour une plus ou moins grande part à la production de ce mal.

Quand la source d'une maladie n'est pas connue, on met une sorte de complaisance à énumérer les différentes causes d'insalubrité au milieu desquelles elle s'est développée : ainsi, on accorde peut-être trop volontiers une part d'action à chacune d'elles pour expliquer sa manifestation.

Comment ne semble-t-il pas que la nature animale soit sujette à un assez grand nombre de maladies diverses, pour qu'il soit possible d'assigner aux causes variées, qui agissent contre la santé, une action spéciale ?

D'un autre côté, comment peut-on bien se rendre compte qu'un ordre de maladies qui apparaît avec des symptômes et des lésions toujours identiques, puisse émaner d'un ensemble de causes fort différentes, dont l'action comporte quelquefois des oppositions réelles ?

En fait, les étiologistes du charbon ont attribué son origine à des causes multiples : toutefois, il en est qui ont accordé une suprématie marquée à l'une d'elles. Pour les uns, c'est la chaleur excessive et prolongée ; pour certains, l'humidité et les brouillards persistants ; pour d'autres, une nourriture abondante et très substantielle, surtout quand elle est sèche et composée de légumineuses. Il en est pour lesquels l'altération des aliments, leur qualité peu nutritive, les boissons d'eau trouble, corrompue, ont une grande influence. On a parlé de la nature du sol et du sous-sol, de l'encombrement dans des étables mal aérées, de travaux excessifs, etc., etc. Enfin, les observateurs semblent d'accord sur ce point : que le charbon apparaît surtout dans les pays marécageux ; tous reconnaissent aussi que c'est là qu'il occasionne le plus de pertes. N'est-ce pas une révélation ?

Une fois la maladie engendrée, tout le monde est d'accord sur la possibilité de sa propagation par la voie de la contagion. Cependant dans une épizootie charbonneuse, il est toujours fort difficile de séparer la part de cette dernière de celle de la spontanéité.

Quand on fait un rapprochement entre l'état de nos campagnes et l'énumération menaçante des causes ci-dessus, on est frappé, et c'est consolant, du peu de victimes qui succombent au charbon.

Quand on compare des contrées identiques, dont les unes sont décimées, tandis que les autres jouissent d'une complète immunité, l'esprit s'égare et se perd souvent dans des conjectures.

Il en est de même lorsque, comme cela arrive, quoique par exception, le mal sévit dans des lieux où ne se rencontre aucune des causes habituelles auxquelles on le rapporte.

Si je l'osais, je dirais, au risque de m'égarer sur les premiers points, que la cause productrice du charbon, quoique s'engendrant incessamment, n'a peut-être qu'une durée éphémère et qu'elle subit le plus souvent le sort réservé dans les batailles aux balles perdues.

Quant au troisième point : est-ce que parce que le choléra s'abat dans un palais, il est arrivé qu'un médecin ait pu sérieusement prétendre que le fléau avait été engendré là ?

Toutes ces choses sont assurément fort obscures, et Dieu sait quand elles pourront être éclaircies.

Cependant la découverte, dans le sang charbonneux, de vibrionniens particuliers dont on ne soupçonnait pas l'existence, permet d'espérer que des découvertes de même nature pourront se réaliser dans les éléments qu'à tort ou à raison on suppose jouer un rôle important dans la genèse du charbon.

Ces vibrionniens naissent dans le sang du vivant des animaux, mais ils disparaissent de ce liquide peu de temps après la mort. Qui sait si leur germe ne vient pas du dehors et n'est pas la cause de la maladie; car il semble résulter des expériences que l'inoculation du sang charbonneux ne transmet le charbon qu'autant qu'il contient de ces vibrionniens. Quand ils ont disparu, il perd sa virulence.

Ils ont été signalés, en 1858, par le professeur Brauel, de Dorpat. M. Fuchs, professeur à l'école de Carlsruhe, dit les avoir observés en 1842. Le professeur Delafond, qui les a décrits en 1860, a déclaré alors avoir constaté leur présence dans le sang d'un mouton, dès le mois d'août 1856. Jusque-là ils portaient le nom de corps charbonneux et on les supposait être des cryptogames. Mais en 1863, M. Davaine, qui prétend les avoir découverts dès 1850, les a déterminés et leur a appliqué le nom de *bactéridies.* Depuis, ces vibrionniens ont été trouvés dans le sang d'animaux ayant succombé à des maladies jusqu'alors considérées comme différentes du charbon. (On en a même rencontré dans le sang de l'homme atteint de fièvre typhoïde) (1). D'où cette conclusion forcée : ou que les bactéridies ne sont pas particulières au charbon, ou que les maladies dans lesquelles elles existent, doivent être rangées en une même famille.

## VI.

Je tenais à présenter ces considérations générales sur l'étio-

_______

(1) M. Tigri, savant anatomiste de Sienne.

logie du charbon, avant de dégager des faits que j'ai rapportés
les réflexions qu'ils m'ont inspirées.

Les trois enzooties qui ont été signalées à Montoir, à Nantes
et à Sainte-Luce, ont régné ou règnent encore sous l'empire
de conditions locales fort différentes, mais qui, néanmoins,
offrent par certains côtés des rapprochements très saisissants.

A Montoir, le bétail était toujours à l'air libre, pas de stabulation. Sous ce rapport, le régime était mixte à Nantes,
puisque exceptionnellement les animaux étaient rentrés à
l'étable. A Sainte-Luce, la stabulation était permanente, moins
quelques heures passées chaque jour au pacage.

A Montoir, le lieu infecté était placé au milieu d'une vaste
plaine découverte, un peu plus éloigné de la mer que des
bords de la Loire. Les animaux y respiraient l'air purifié par
le voisinage de l'Océan. A Nantes, l'île Balinguié est étroite
(environ 600 mètres), et se termine par une pointe très
rétrécie en aval. Ses bords sont couverts d'arbres de haute
futaie ; la plupart sont des frênes. L'air respiré doit être vicié
par l'agglomération d'une grande ville et le voisinage immédiat
de nombreuses usines insalubres, notamment des fabriques
d'engrais, qui emploient les matières de vidange. A Sainte-
Luce, la ferme du Périer est dans une situation topographique
excellente. Rarement dans la commune, les fermes voisines
ont des animaux malades. Le charbon y est à peu près in-
connu.

Partout les animaux recevaient une nourriture riche et
abondante. Toutefois, les bœufs de Montoir, transportés sur
une île de la Loire, y étaient beaucoup mieux partagés sous
ce rapport ; cependant la maladie ne les y a pas suivis : elle
a instantanément disparu, au contraire.

Sous le rapport de la température et de l'humidité atmos-
phérique, on conçoit que les trois lieux peu éloignés les uns
des autres, doivent participer aux mêmes influences générales

qui agissent sur la contrée. Mais le mal a régné en avril, en plein été, en septembre et octobre, au milieu de l'hiver, et en ce moment même, par une température de 3 ou 4° au-dessous de zéro, puisque au Périer, dans les journées du vendredi 18 janvier à celle du dimanche 20, trois moutons ont succombé à la fièvre charbonneuse, confirmée par les autopsies, et la constatation, par M. le docteur Laënnec, des bactéridies dans le sang.

Ainsi, que les animaux respirent le grand air des bords de la mer, celui du milieu d'une grande ville ou l'atmosphère confinée d'une étable mal ventilée, le mal n'en poursuit pas moins ses ravages dans ces circonstances diverses, même opposées.

Pour ce qui est de la température, comment faire croire qu'une grande chaleur puisse être la principale cause d'un mal, qu'un froid excessif ou une température modérée sont impuissants à arrêter ou à prévenir.

Que dire d'une nourriture trop alibile, mais saine, comme cause du charbon, sinon que cette théorie ne se soutient ni par le raisonnement ni devant l'expérience.

Les causes des épizooties se jouent bien souvent d'efforts d'imagination laborieusement accumulés. Cependant on peut avec raison prétendre que les trois lieux cités tiennent de circonstances inhérentes à eux-mêmes le triste privilége de retenir et d'abriter le funeste fléau qui semble leur être attaché par des liens solides. En effet, on concevrait que des circonstances générales, agissant plus particulièrement sur un point, ménageassent des endroits voisins et identiques, mais ce devrait être à une condition, c'est que leur action, sur la circonscription choisie pour être victime, fût passagère, momentanée.

Dans les trois cas, au contraire, on voit le mal s'attacher aux mêmes lieux avec un acharnement inouï : s'il semble disparaître pour un moment, c'est pour revenir à quelque temps de là, avec une violence plus grande.

## VII.

Mais quelles sont donc les conditions qui peuvent leur rendre commune une si fatale destinée ?

Pour des effets identiques, il semble déraisonnable d'invoquer des causes qui ne soient pas analogues, sinon identiques elles-mêmes.

Or, le seul lien qui soit commun aux trois localités décrites, c'est le foyer d'infection miasmatique, provoqué par la fermentation putride qui a été constatée dans chacune.

Dans les fossés de Montoir, cette fermentation était dans toute son activité : il serait superflu, à cet égard, de revenir sur ce que j'ai dit.

Cependant je dois ajouter que, selon mes indications, les douves ont été curées et la vase mise en un tas recouvert de glaise, a été répandue au commencement de l'hiver suivant sur la surface de la prairie. Les années suivantes, on y a remis des bêtes à cornes, en petit nombre d'abord, et depuis quatre ans ces animaux n'y ont pas été malades.

A Nantes, les bras morts de la Loire qui entourent l'île la mettent dans une condition bien différente de ses voisines, lesquelles sont circonscrites par des courants toujours en pleine activité. De plus, ces bras morts reçoivent les immondices d'un quartier populeux et les résidus d'importantes usines ; c'est si vrai, que l'une de ces dernières, pour se procurer de l'eau plus pure, s'est imposé des sacrifices considérables, par l'établissement d'un conduit souterrain d'une longueur de plus de 600 mètres, quand le canal croupissant baigne le bas de ses murs. Est-il surprenant que la marée, refoulant ces impuretés, les abandonne sur la rive quand elle se retire. On se souvient que chaque quinzaine elle envahissait certaines surfaces de l'intérieur de l'île, et que son dépôt fangeux y devait déterminer un foyer d'infection. Cependant, chose bizarre et importante à noter, jamais les moutons n'en ont été incommodés.

A Sainte-Luce, est-il besoin de rappeler l'intensité des foyers d'infection formés par l'active fermentation putride entretenue sur une immense surface par le dépôt des fumiers, et l'accumulation des urines d'un bétail fort nombreux.

## VIII.

Il est aisé de concevoir, si les effluves paludéens et les miasmes sont la cause du charbon, le rôle que jouent, dans leur action, la chaleur, les brouillards. Sans parler de l'influence de l'une et des autres pour activer la fermentation, est-ce que la chaleur, en effectuant l'évaporation de la nappe d'eau qui recouvre la vase mêlée des débris de myriades d'insectes, n'augmente pas l'étendue de la surface d'émanation. D'un autre côté, les brouillards ne rapprochent-ils pas de la surface du sol, en les y agglomérant, les miasmes qui, sans eux, s'élèveraient dans l'air, pour rester, dans le milieu du jour au moins, hors de la portée de la respiration des animaux.

On a remarqué que les terrains siliceux et granitiques ne voyaient qu'exceptionnellement le charbon. Ce fait ne vient-il pas encore à l'appui de la théorie que je défends ?

Il est vrai qu'il a été dit que les vastes plaines de la Beauce ont leurs troupeaux décimés par le sang de rate, surtout quand après la moisson, ils se répandent sur les chaumes, où ils glanent les épis oubliés ; ce qui a contribué à élever la théorie de l'alimentation riche comme cause de mal. Cependant ces plaines sont parfaitement desséchées en dehors du voisinage des habitations, d'ailleurs très clair-semées. Mais ces surfaces immenses, tout à coup privées de l'écran qui s'opposait à la pénétration des rayons du soleil, ne peuvent-elles pas être, au moins pour quelque temps, une source d'émanations méphitiques, d'autant plus redoutables, que là, il n'y a pas le moindre arbre pour en atténuer les effets, en se les appropriant.

Les aliments avariés, moisis, rouillés, couverts à leur surface de myriades de champignons, ont été souvent accusés d'avoir provoqué le charbon. Un vétérinaire distingué a même étayé sur des faits de cette nature sa théorie de la cryptogamie, pour expliquer la genèse des affections carbunculaires.

Mais ces aliments, dont l'odeur est repoussante, ne sont-ils pas sous l'influence de la fermentation plus ou moins putride, et ne devraient-ils pas, aux émanations qui en résultent, leur action sur l'organisme au point de vue de la production du charbon, plutôt qu'à l'ingestion des champignons qui végètent à leur surface ?

## IX.

En résumé, le charbon se développe au grand air, comme dans les étables exiguës ; sous l'influence du froid, comme en temps de chaleur ; durant les temps secs comme par le règne des brouillards et des pluies ; mais toujours il est facile de constater, dans les milieux où les animaux vivent, l'existence de la fermentation putride : c'est aussi là où ses foyers sont les plus multipliés ou les plus intenses, que le fléau fait le plus de ravages.

Il est donc raisonnable de supposer et même d'admettre que là gît la cause de l'épizootie, puisqu'il est difficile de comprendre qu'elle puisse dépendre de causes multiples, agissant isolément, suivant les lieux, ou se prêtant un mutuel concours.

Il resterait à rechercher quel est le produit spécial de la fermentation qui engendre le charbon ; en attendant qu'il puisse être découvert, s'il existe, est-ce qu'on n'est pas aussi fondé à attribuer le charbon aux émanations miasmatiques, qu'on a pu, avec raison, rattacher les fièvres intermittentes aux effluves paludéens, théorie qui recevra sa consécration scientifique définitive, si la découverte récente du professeur Salisbury doit se confirmer.

## X.

Il me reste à rechercher quelle part a pu avoir la contagion, dans les trois circonstances de charbon. Ainsi que je l'ai dit, il est fort difficile d'apprécier le rôle de la contagion agissant au milieu d'un foyer qui a engendré le mal. Toutefois, à Montoir, elle n'a pas prolongé son action au-delà du moment où les animaux ont été transportés du foyer infecté dans un lieu sain. Ceci est fort important à noter ; car il en résulte : ou que ses effets ont été paralysés sous l'influence de conditions hygiéniques nouvelles, ou qu'elle n'a qu'une part minime dans la production des cas qui se succèdent. Elle se comporte peut-être comme la cause du mal elle-même ; elle manque le plus souvent son effet, comme je l'ai déjà dit. A Nantes, pour le dernier cas surtout, elle ne pourrait avoir eu lieu que par l'intermédiaire de corps imprégnés du virus ; car, quand la dernière victime a été introduite dans le lieu infecté, celle qui l'avait précédée était déjà morte depuis quelques jours. Un fait digne de remarque, c'est que les moutons n'ont jamais été atteints, bien que le premier cheval ait succombé dans un local communiquant directement avec la bergerie.

A Sainte-Luce, ainsi que je l'ai dit, excepté les chevaux,

tous les animaux qui ont succombé étaient logés dans l'étable
la plus grande, celle qui a été signalée comme la plus mal-
saine. Les vaches logées dans les deux autres étables sont de-
meurées préservées jusqu'à ce jour. Si la contagion, une fois
le mal survenu, était la principale cause de sa propagation, il
serait étrange que les étables voisines fussent toujours restées
réfractaires au mal.

Mais ce qu'il y a de plus surprenant, c'est que les moutons
introduits dans la ferme, seulement quelques semaines après
la mort de la dernière vache ou du dernier cheval, ont été, à
leur tour, victimes du fléau, bien que l'étable maudite ne les
ait abrités qu'après avoir reçu les améliorations qui la placent
aujourd'hui dans des conditions excellentes en apparence. Ces
moutons, au nombre de quarante, passent la journée avec une
centaine d'autres, au pacage ; le soir, ce ne sont pas toujours
les mêmes qui rentrent dans le lieu infecté, le fait est certain ;
cependant ce n'est que dans cette étable que sont mortes les
victimes, aujourd'hui au nombre de huit. Les cent moutons
mêlés aux quarante le jour, et dont quelques-uns remplacent
les derniers dans leur gîte de la veille, sont logés dans une
bergerie éloignée de la ferme de près d'un kilomètre. Cette
bergerie, qui reçoit journellement des animaux qui ont sé-
journé à côté des malades et de leurs cadavres, est restée ré-
fractaire jusqu'à ce jour. Aucun animal, non plus, n'est mort
au pacage. Il semble résulter de ces faits que la contagion, au
moins directe d'animal à animal, n'a qu'une faible part, si elle
en a une, dans la propagation de la maladie.

Depuis le dimanche 20 janvier, l'étable a été évacuée.
Elle doit subir une nouvelle désinfection. Elle restera in-
occupée, ouverte à tous les vents, pendant quelques mois.
Si, ensuite, les animaux, qui y seront logés, y contractent
encore le mal, il n'y aura qu'une ressource, ce sera de l'aban-
donner.

## XI.

Ma conclusion est donc que le charbon doit être considéré comme dépendant d'une cause unique : l'influence de miasmes produits par la fermentation putride.

C'est seulement en favorisant cette dernière que les autres conditions énumérées peuvent être comptées comme les causes indirectes de l'épizootie.

La contagion, qui ne peut être niée, n'a qu'une influence restreinte sur les cas qui se succèdent au milieu des foyers d'infection.

Extrait du *Journal de Médecine de l'Ouest.*

Nantes, Imp. de Mᵐᵉ vᵉ C. Mellinet, place du Pilori, 5.

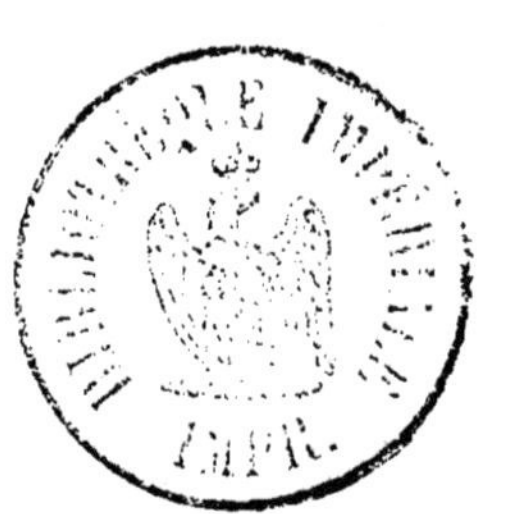

9 782329 337821